Nadia Ashraf

Padrão de fracturas mandibulares resultantes de quedas

Nadia Ashraf

Padrão de fracturas mandibulares resultantes de quedas

ScienciaScripts

Cover image: www.ingimage.com

This book is a translation from the original published under ISBN 978-620-2-06368-5.

Publisher:
Sciencia Scripts
is a trademark of
Dodo Books Indian Ocean Ltd. and OmniScriptum S.R.L publishing group

120 High Road, East Finchley, London, N2 9ED, United Kingdom
Str. Armeneasca 28/1, office 1, Chisinau MD-2012, Republic of Moldova, Europe
Printed at: see last page
ISBN: 978-620-7-78209-3

DEDICAÇÃO

ESTE TRABALHO É DEDICADO AOS MEUS PAIS, PROFESSORES E AMIGOS.

DOENTES QUE TORNARAM ESTE ESTUDO POSSÍVEL.

COTAÇÃO

Em primeiro lugar, gostaria de agradecer a ALLAH Todo-Poderoso por me ter dado a energia, a inspiração e a coragem para cumprir esta tarefa.

Escrever esta dissertação foi um dos maiores desafios académicos que alguma vez enfrentei. Sem o apoio, a paciência e a orientação das seguintes pessoas, este estudo não teria sido possível. Devo-lhes a minha mais profunda gratidão.

Estou muito grato aos meus pais, que me apoiam e encorajam sempre com os seus melhores votos.

Estou muito grato ao meu supervisor, Prof. Dr. Qiam-ud-Din, cujo encorajamento, orientação e apoio, da primeira à última fase, me permitiram concluir esta tese dentro do prazo.

Os meus agradecimentos especiais ao meu orientador, Dr. Basheer Rehman, pela sua ajuda em todas as etapas da realização desta dissertação. Sem o seu apoio e orientação, teria sido quase impossível escrever esta tese.

Estou em dívida para com todos os meus colegas e seniores pela sua ajuda e apoio.

Gostaria também de agradecer ao Sr. Misil Khan, o técnico de laboratório, que me ajudou muito na recolha de dados.

LISTA DE ABREVIATURAS

TMJ	Temporomandibular joint
RTA	Road traffic accident
IAN	Inferior alveolar nerve
CT scan	Computed tomography scan
3-D CT	3-dimensional computed tomography
OPG	Orthopantomograph
PA view	Posteroanterior view
MMF	Maxillomandibular fixation
IMF	Intermaxillary fixation
ORIF	Open reduction with internal fixation

PARTE 1

RESUMO

INTRODUÇÃO

A mandíbula é o único osso móvel do esqueleto facial que desempenha um papel importante na mastigação, na fala e na deglutição. É o décimo osso mais frequentemente ferido no corpo e o segundo osso facial mais frequentemente fracturado. As quedas são a terceira causa mais comum de fracturas da mandíbula em todo o mundo, enquanto no Paquistão e na Índia são a segunda causa mais comum. A fratura da mandíbula devido a uma queda é motivo de grande preocupação, especialmente em crianças, uma vez que foi demonstrado que em crianças diagnosticadas com anquilose da articulação temporomandibular (ATM), ocorreu uma fratura da articulação devido a uma queda em cerca de 96% dos casos.

OBJECTIVOS:

O objetivo deste estudo era determinar

1. A incidência e o padrão das fracturas mandibulares devido a quedas.
2. A frequência da distribuição por idade e género nestes doentes.

MATERIAL E MÉTODOS:

O estudo foi realizado em sessenta pacientes com fracturas mandibulares causadas por quedas. Foram examinados minuciosamente, tanto clínica como radiologicamente, para determinar a localização da fratura mandibular. A idade, o género e a localização dos pacientes foram determinados.

DESCRIÇÃO DO ESTUDO: Estudo descritivo (transversal).

ESTABELECIMENTO: Departamento de Cirurgia Oral e Maxilofacial
Faculdade de Medicina Dentária de Khyber, Peshawar.

DURAÇÃO DO ESTUDO: [thrd]O estudo foi realizado de 4 de abril de 2009 a 3 de outubro de 2009.

RESULTADOS:

[stndth]A maioria das vítimas encontra-se na primeira década de vida, seguida das décadas 2 e 6. [thth]Nas primeiras três décadas de vida, o sexo masculino foi predominantemente afetado, enquanto nas décadas de 5 e 6 predominaram os doentes do sexo feminino, com uma preponderância geral do sexo masculino. O padrão mais comum de fratura mandibular devido a uma queda foi um trauma ósseo combinado (ou seja, mais do que um local de fratura mandibular), e a parassínfise e os côndilos foram os locais mais comuns de fratura mandibular, tanto em combinação como isoladamente.

CONCLUSÃO:

Uma fratura mandibular devido a uma queda é um sinal alarmante, especialmente em crianças, que requer medidas preventivas para evitar complicações graves, como a anquilose da articulação temporomandibular e problemas estéticos.

PALAVRAS-CHAVE:

Fracturas mandibulares resultantes de quedas, traumatismos mandibulares em crianças.

INTRODUÇÃO

[1]O traumatismo maxilofacial é uma das principais causas de mortalidade e morbilidade a nível mundial. Não só restringem a função, como também causam graves prejuízos psicológicos e estéticos.[2] Os traumatismos maxilofaciais podem limitar-se a lacerações superficiais ou abrasões dos tecidos moles da face ou podem envolver fracturas múltiplas dos ossos faciais com lesões concomitantes da cabeça, da coluna cervical, do tórax, da pélvis, do abdómen e das extremidades.[3]

A incidência de lesões maxilofaciais varia consoante a idade, o período de tempo, as condições geográficas, as diferenças socioeconómicas, a cultura, os padrões de tráfego e as medidas preventivas em diferentes países.[2,4] O traumatismo da ATM é comum no Paquistão e está associado a uma elevada incidência de fracturas mandibulares.[1]

A mandíbula é o único osso móvel do esqueleto facial que desempenha um papel importante na mastigação, na fala e na deglutição.[5] A sua fratura normalmente não passa despercebida, pois provoca dores fortes, que se agravam com os movimentos da mastigação e da fala.[6] A mandíbula apresenta um maior número de fracturas em comparação com os outros ossos da face, apesar de ser considerado o osso mais forte e rígido do esqueleto facial. Este facto pode ser explicado pela sua peculiaridade anatómica em termos de forma e posição.[7] A mandíbula é o décimo osso mais frequentemente ferido no corpo e o segundo osso facial mais frequentemente fracturado, com uma incidência de aproximadamente 38%. [8-11] Além disso, é necessária uma força excessiva de aproximadamente (44,6 a 74,4 kg/m) para fraturar o osso mandibular estável.
sugerindo que esta lesão é um indicador importante de trauma concomitante.[5,12]

O padrão da fratura mandibular depende de vários factores, incluindo a quantidade e a direção da força aplicada, a presença de tecidos moles e as características biomecânicas da mandíbula, como a densidade e a massa ósseas ou as estruturas anatómicas que criam pontos fracos.

As quedas são uma causa comum de lesões nos seres humanos. Quase todos estes acidentes ocorrem durante eventos quotidianos e resultam frequentemente em lesões graves, incluindo lesões na cabeça. A incidência de fracturas faciais relacionadas com quedas situa-se entre 9% e 25%. [148,12,15,16]As quedas estão entre as três principais causas de fracturas mandibulares em todo o mundo, enquanto no Paquistão e na Índia são consideradas a segunda causa mais comum.[3,17,18] Outros factores etiológicos das fracturas mandibulares incluem acidentes rodoviários, ferimentos por armas de fogo, agressões, lesões desportivas e traumatismos industriais.[4,5] A prevalência de fracturas mandibulares devido a quedas é de 20%.[17] Os traumatismos maxilofaciais relacionados com agressões, ATR e desportos ocorrem principalmente no grupo etário dos 18-25 anos, enquanto as lesões por quedas apresentam uma distribuição etária bimodal, sendo mais comuns nos primeiros 10 anos e voltando a aumentar (com o aumento da fragilidade) em doentes com mais de 60 anos de idade.[3,19]

[5,8,16,20,21]Os estudos epidemiológicos têm demonstrado classicamente que os homens predominam em quase todos os grupos etários, independentemente da causa do traumatismo maxilofacial, com exceção de uma elevada proporção de pacientes mais velhos do sexo feminino em relação a acidentes com quedas.[14]

Os diferentes locais de fratura da mandíbula são, por ordem decrescente, o corpo mandibular, seguido da região condilar, o ângulo, a parassínfise, o dentoalveolo, a sínfise, o ramo e a coronoide.[16,22] No entanto, o mecanismo de lesão do paciente está significativamente correlacionado com a localização anatómica da fratura, por exemplo

- A incidência de fracturas condilares e subcondilares é elevada em doentes expostos a uma força dirigida póstero-superiormente, como nas quedas em que a parte inferior da mandíbula anterior recebe a força primária do impacto.[14,23]
- As vítimas de crimes violentos, como agressões e ferimentos de bala, sofrem estatisticamente mais fracturas corporais e angulares e menos fracturas parassinfisárias do que o esperado.[23]
- As vítimas de acidentes de viação apresentam mais fracturas sinfisárias/parassinfisárias e menos fracturas corporais do que o esperado.[5,23]

As fracturas mandibulares devem ser tratadas cuidadosamente para preservar a função mandibular e minimizar as complicações secundárias.[1] As consequências de uma fratura mandibular não tratada ou tratada incorretamente podem ser muito graves, tanto a nível estético como funcional, incluindo assimetria facial, má oclusão, perturbações da articulação temporomandibular e osteomilite.[12]

As fracturas da mandíbula resultantes de quedas são particularmente significativas nas crianças em comparação com os adultos. Verificou-se que em 96% dos casos em que uma fratura articular foi causada por uma queda em crianças, a anquilose da articulação temporomandibular estava presente.[24]

O objetivo deste estudo é investigar a frequência e o padrão das fracturas mandibulares relacionadas com quedas em pacientes do sexo masculino e feminino de diferentes grupos etários. Este estudo fornecerá evidências para educar os pacientes sobre medidas de proteção quando escalam grandes alturas. As crianças também devem ser desencorajadas a lançar papagaios e a trepar às árvores. Isto ajudará a prevenir lesões relacionadas com quedas, especialmente em crianças, e as suas complicações subsequentes, tais como anquilose da ATM e problemas estéticos.

REVISÃO DA LITERATURA

ANTECEDENTES HISTÓRICOS

A primeira descrição de uma fratura da mandíbula data de 1650 a.C., quando um papiro egípcio descreveu o exame, o diagnóstico e o tratamento das fracturas da mandíbula.[8] Hipócrates foi o primeiro a descrever a utilização de fios circunferenciais e pensos externos para reaproximar e imobilizar as fracturas. Em 1180, um livro didático de Salerno, Itália, descreveu pela primeira vez a importância de criar uma oclusão correcta. A fixação da articulação temporomandibular foi mencionada pela primeira vez em 1492, numa edição do livro Cirugia impressa em Lyon. Em 1795, Chopart e Desault utilizaram próteses dentárias para imobilizar os segmentos da fratura.[25] Em 1847, Buck efectuou a primeira ligação transóssea das extremidades ósseas com um fio de ferro flexível.

Em meados dos anos 60, Luhr desenvolveu a placa de compressão mandibular Vitallium.[25] Na década de 1970, foi desenvolvido o sistema de placas da Associação para o Estudo da Fixação Interna (AO/ASIF), cujos princípios básicos prevêem a cicatrização óssea primária em condições de estabilidade absoluta.[27]

Finalmente, a fixação interna rígida com miniplacas preconizada por Michelet e Champy substituiu todos estes métodos tradicionais.[28,29,30]

DESENVOLVIMENTO DO MAXILAR INFERIOR

DESENVOLVIMENTO PRÉ-NATAL:

A parte ventral do primeiro arco faríngeo, o chamado processo mandibular, que contém a cartilagem de Meckle, forma a mandíbula. No momento da sua formação, os processos mandibulares são constituídos por mesênquima coberto por epitélio constituído por ectoderme e endoderme. Os elementos esqueléticos do arco mandibular são formados por células da crista neural craniana.[31,32] Nos seres humanos, a cartilagem de Meckel está intimamente relacionada com a mandíbula em desenvolvimento, mas não contribui para ela. Ela se estende da região da orelha em desenvolvimento até a linha média dos processos mandibulares fundidos.

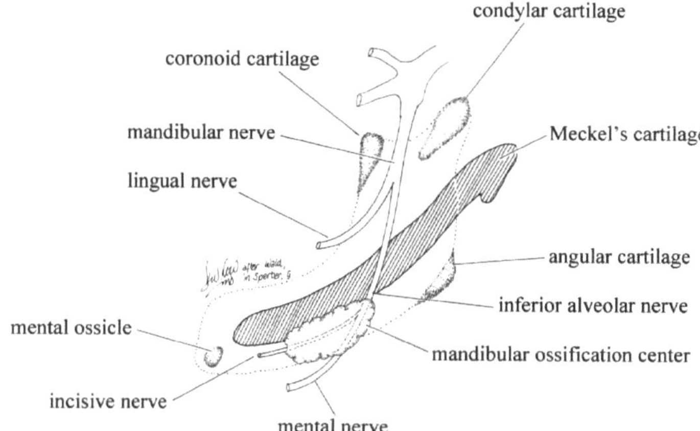

FIGURA 1: REPRESENTAÇÃO ESQUEMÁTICA DO PROCESSO EMBRIOLÓGICO DESENVOLVIMENTO DA MANDÍBULA PRÉ-NATAL.

thNa 6ª semana de desenvolvimento, ocorre a condensação do mesênquima no ângulo entre o incisivo e o ramo mental do nervo alveolar inferior, na face lateral da cartilagem de Meckel. thNa 7ª semana, inicia-se a ossificação intramenbranosa neste centro de compressão. A partir deste centro de ossificação, a formação óssea estende-se rapidamente para a frente, até à linha média, e para trás, até aos dois terços do comprimento da cartilagem de Meckel, onde o nervo mandibular se divide em nervo alveolar inferior e nervo lingual. A partir desta região até à linha média, formam-se as placas ósseas alveolares medial e lateral em relação aos germes dentários em desenvolvimento, de modo a que cada germe dentário ocupe o seu próprio compartimento. É assim que se forma o corpo mandibular.

O ramo da mandíbula desenvolve-se através de uma rápida propagação posterior de ossificação no mesênquima, que diverge da cartilagem de Meckel. Este ponto de divergência é marcado pela língula na mandíbula adulta. th Na décima semana, a mandíbula rudimentar está assim quase completamente formada por ossificação intramembranosa. A cartilagem de Meckel está completamente reabsorvida, com exceção da sua extremidade mais posterior, que forma o martelo e a bigorna do ouvido interno, enquanto a sua cápsula celular fibrosa permanece como ligamento esfenomandibular. O crescimento posterior da mandíbula até ao nascimento é influenciado por:

1. O aparecimento de três cartilagens secundárias (de crescimento), ou seja, a cartilagem condilar, a cartilagem coronoide e a cartilagem sinfisária.
2. O desenvolvimento das ligações musculares.

[th]A cartilagem condilar aparece na 12ª semana de desenvolvimento e forma uma massa em forma de cone que ocupa a maior parte do ramo em desenvolvimento.[33,34] Durante

[th35]15 semanas, inicia-se a ossificação endocondral da cartilagem condilar. [th] Às 20 semanas, resta apenas uma fina camada de cartilagem até à segunda década de vida, que é responsável pelo crescimento do maxilar inferior.

[th]A cartilagem coronoide aparece no 4º mês de desenvolvimento e rodeia o bordo superior e anterior do processo coronoide, mas desaparece antes do nascimento.

Existem duas cartilagens de sínfise que se desenvolvem no tecido conjuntivo entre as duas extremidades da cartilagem de Meckel, mas que normalmente desaparecem no primeiro ano após o nascimento.[33]

DESENVOLVIMENTO PÓS-NATAL:

Após o nascimento, o crescimento do maxilar inferior depende principalmente do processo de remodelação, que se processa de acordo com o seguinte padrão:

A aposição óssea ocorre no côndilo, no coronoide, no processo alveolar, no aspeto posterior do ramo e na superfície labial/bucal da mandíbula. A reabsorção óssea ocorre na face anterior do ramo e na face lingual do corpo mandibular. Devido a este padrão de remodelação, a mandíbula desloca-se para baixo e para a frente, enquanto o corpo mandibular se torna simultaneamente mais longo e acomoda a dentição permanente.[36,37]

ANATOMIA DO MAXILAR INFERIOR

GRANDE ANATOMIA

A mandíbula é constituída por um corpo em forma de U e um par de ramos. O corpo e o ramo encontram-se na parte posterior do maxilar inferior.

CORPO DO MAXILAR INFERIOR:

Cada metade do corpo tem uma superfície exterior e uma superfície interior, bem como um bordo superior e um bordo inferior. As duas metades do corpo encontram-se na linha média, que é designada por sínfise mentoniana.[38- 40] O bordo inferior do corpo mandibular é designado por base, enquanto o bordo superior é designado por parte alveolar, onde se situam os compartimentos dentários.

[41- 44]As áreas anatomicamente importantes na superfície exterior do corpo mandibular incluem o forame mental, que está normalmente localizado apicalmente no segundo pré-molar, a meio caminho entre o bordo superior e inferior do corpo mandibular, a linha oblíqua externa e a fossa incisiva.

As zonas mais importantes do interior do corpo da mandíbula são as espinhas mentais (anteriormente designadas por tubercula genialis), que dão origem ao genioglosso em cima e ao genio-hioideu em baixo, a linha mio-hioideia, a fossa digástrica, a fossa sublingual, que se situa acima do terço anterior da linha milo-hióidea e alberga a glândula sublingual, e a fossa submandibular, que se situa abaixo dos dois terços posteriores da linha milo-hióidea e alberga a parte superficial da glândula submandibular. Entre o último molar e a linha milo-hióidea existe um sulco pouco profundo para o nervo lingual.

RAMO DO MAXILAR INFERIOR:

O ramo tem uma forma quadrangular e o músculo masseter cobre a maior parte da sua superfície lateral. A caraterística mais proeminente da superfície medial do ramo é o forame mandibular, a abertura superior do canal mandibular. O canal mandibular abre-se no forame mental. O canal incisivo é a continuação do canal mandibular para além do forame mental e abaixo dos incisivos.[38-40] A língula forma a metade anterior a dois terços da parede medial do forame mandibular e constitui a fixação do ligamento esfenomandibular. O sulco milo-hióideo normalmente começa na borda posterior da língula.[45] Posteroinferiormente ao sulco milo-hióideo e ao forame mandibular, a superfície medial do ramo está ligada ao músculo pterigoide medial. No bordo superior do ramo existe um processo coronoide anterior e um processo condiloide posterior. A incisura mandibular separa estes dois processos.

O processo coronoide tem uma forma triangular e serve de fixação para o músculo temporal.

O processo condilar é constituído pela cabeça, que está envolvida na formação da articulação tomoromandibular, e pelo colo, que é escavado na face anterior pela fóvea pterigoide para a fixação do músculo pterigoide lateral.[38-40]

ABASTECIMENTO DE NERVOS:

A mandíbula, juntamente com os dentes inferiores, é suprida pelo nervo alveolar inferior (NIA), que é um ramo da divisão mandibular do nervo trigémeo. Ele entra no forame mandibular e segue anteriormente no canal mandibular, onde se divide em seus dois ramos terminais, o nervo mental e o nervo incisivo.

ABASTECIMENTO DE SANGUE:

Fornecimento arterial:

A mandíbula é suprida endostealmente pela artéria alveolar inferior (também conhecida como artéria dentária inferior), que se origina da artéria maxilar. Além disso, a mandíbula também é irrigada com sangue do periósteo circundante.[46]

Drenagem venosa:

A drenagem venosa da mandíbula ocorre principalmente através das veias alveolares inferiores, que se abrem no plexo pterigoide das veias. No entanto, alguma drenagem dos dentes anteriores também ocorre através das tributárias da veia facial. O plexo pterigoide drena principalmente para a veia maxilar e, finalmente, para a veia retromandibular e o sistema venoso jugular.

LYMPHDRAINAGE:

Localiza-se principalmente nos gânglios linfáticos submandibulares, submentais e cervicais profundos.[40]

ANATOMIA CIRÚRGICA APLICADA DA MANDÍBULA:

A mandíbula é um osso em forma de U constituído por placas corticais externas e internas que envolvem um núcleo central de osso esponjoso. O osso cortical externo é particularmente forte e oferece possibilidades de ancoragem para dispositivos de osteossíntese.

A secção transversal do corpo mandibular mostra uma espessura média de 2,2 a 2,4 mm na sínfise e na região dos caninos. Do primeiro pré-molar ao primeiro molar, a densidade aumenta de 2,5 para 3,4 mm.[47] A quantidade de osso no processo alveolar depende da presença ou não de dentes. Após a extração dos dentes, o processo alveolar é continuamente reabsorvido e, por isso, atrofia.[48]

O forame mandibular está localizado 12 a 16 mm atrás da borda anterior do ramo e 17 a 23 mm abaixo da incisura mandibular.[49] Outro fator anatómico importante em relação ao tratamento é o canal mandibular. A distância entre o canal mandibular e a camada cortical externa é em média de 4 mm na região bicúspide e aumenta para 5,9 mm no segundo molar. A distância entre as pontas das raízes varia entre 3,7 mm (incisivo central) e 6,3 mm (terceiro molar).[47]

Em mandíbulas edêntulas, o forame mental está tipicamente 15 a 19 mm acima da borda inferior da mandíbula. A posição do forame mental foi examinada numa grande série de mandíbulas de cadáveres. Em 60 % das mandíbulas, o forame mental estava localizado abaixo da ponta do segundo pré-molar, em 20 % entre as pontas do primeiro e segundo pré-molares e em 20 % atrás do segundo pré-molar.[50]

ARTICULAÇÕES DO MAXILAR FRACAS (SUSCEPTÍVEIS DE FRACTURAS)

Embora o maxilar inferior esteja bem adaptado para suportar forças de mastigação significativas, existem alguns pontos fracos. Estes incluem[51]

1. ÂNGULO DO MAXILAR INFERIOR:

Embora o ângulo seja frequentemente a parte mais larga do maxilar inferior, existem vários pontos fracos nesta área, tais como

a. A direção geral das trabéculas, que são responsáveis pela transmissão das forças mastigatórias, altera-se.

b. A presença de um terceiro molar impactado interrompe as vias responsáveis pela transmissão das forças mastigatórias, e o osso cortical é mais fino nas faces posterior e inferior do ângulo mandibular. As pessoas com terceiros molares impactados têm um risco mais elevado de fratura angular do que as pessoas sem terceiros molares impactados, independentemente da forma como foram feridas.[13,52,53]

2. PESCOÇO DE CONDILAR:

O colo do côndilo é o segmento mais pequeno da mandíbula e está frequentemente associado a fracturas noutras partes mais fortes da mandíbula. Um golpe direto no queixo resulta numa fratura de um ou ambos os côndilos, enquanto um golpe lateral pode causar uma fratura do côndilo oposto juntamente com uma fratura da parassínfise no mesmo lado do golpe.[51]

3. FORAMINA MENTAL E CONCISA:

A presença do forame mental leva a uma fraqueza inerente do corpo mandibular, enquanto os forames incisivos levam a um enfraquecimento da região parassinfisária, tornando estas regiões mais susceptíveis a fracturas.[52]

4. TRANSIÇÃO ENTRE A PARTE ALVEOLAR E A PARTE BASAL DA MANDÍBULA:

A ligação entre o osso alveolar e o osso mandibular basal constitui um ponto fraco. Por conseguinte, as fracturas dentoalveolares podem ocorrer independentemente umas das outras, com ou sem fratura de um osso basal.

5. PRESENÇA OU AUSÊNCIA DE DENTES:

A resistência do maxilar inferior também varia consoante a presença ou ausência de dentes. A presença de uma raiz excessivamente longa de um canino torna a área propensa a fracturas. Com a idade, a perda de dentes e a reabsorção do osso alveolar levam a uma redução da altura vertical da mandíbula, tornando-a suscetível a fracturas.

ETIOLOGIA DAS FRACTURAS MANDIBULARES

Os factores que levam às fracturas mandibulares variam de país para país e mesmo dentro de um mesmo país, dependendo de factores sociais, culturais e ambientais.[5]

As causas mais comuns de fracturas da mandíbula são

- RTA
- Ataques
- Casos
- Ferimentos causados por armas de fogo
- Lesões relacionadas com o desporto
- Trauma industrial
- Fracturas patológicas[4,5,25]

QUEDAS ACIDENTAIS:

As lesões relacionadas com as quedas diferem em alguns aspectos das outras lesões, na medida em que são quase sempre causadas por um impacto com um objeto estático de dimensões variáveis. A gravidade das lesões relacionadas com as quedas depende da velocidade terminal e da massa da vítima, bem como da área de contacto do objeto de impacto. [19 3,17,18,54]As quedas são a segunda causa mais comum de fracturas mandibulares nos países em desenvolvimento, incluindo o Paquistão, enquanto são consideradas a terceira causa mais comum nos países industrializados.[12,15,16] As lesões causadas por quedas podem ocorrer quer ao caminhar ou correr, quer ao cair de uma altura, o que é mais comum nos países em desenvolvimento. Este facto deve-se à falta de medidas de segurança e a falhas de conceção, como grades inadequadas ou inexistentes e janelas abertas. [5514] A maioria dos doentes idosos cai geralmente de pé ou de uma altura inferior, enquanto as crianças são as principais vítimas de quedas de altura.[19] As quedas de altura tendem a ser mais frequentes nos meses de verão, presumivelmente porque as janelas estão mais frequentemente abertas e as crianças brincam mais em escadas de incêndio, telhados e varandas. [56]Consequentemente, as fracturas mandibulares relacionadas com quedas têm uma distribuição etária bimodal e são particularmente comuns em crianças com menos de 10 anos e em idosos com mais de 60 anos.[3, 55] No grupo etário jovem, os homens são predominantemente afectados, enquanto que nas pessoas mais velhas, as mulheres têm maior probabilidade de sofrer uma fratura mandibular.[14,19] Os doentes que sofrem uma fratura da mandíbula na sequência de uma queda apresentam geralmente um local de fratura duplo, ou seja, sínfise/parassínfise e côndilos.[12]

ACIDENTE DE VIAÇÃO (RTA):

[19]Nos 15 anos que se seguiram à Segunda Guerra Mundial, os acidentes rodoviários foram a causa mais comum de lesões mandibulares em todo o mundo, embora continuem a ser a principal causa de fracturas mandibulares em muitos países subdesenvolvidos.[1,21,57-59] Isto deve-se à falta de regulamentação do trânsito, incluindo o uso do cinto de segurança e do capacete, à ausência de airbags nos veículos e a infra-estruturas rodoviárias deficientes.[1] Nos países onde o uso do cinto de segurança e do capacete foi tornado obrigatório, o número de fracturas mandibulares associadas a acidentes rodoviários diminuiu significativamente em comparação com o passado.[22] Regra geral, são os homens com idades compreendidas entre os 20 e os 29 anos que são

afectados por estas lesões.[60]

ATAQUES:

Com o aumento da violência interpessoal na sociedade, a agressão substituiu o ATT como o fator etiológico mais comum do trauma nos países desenvolvidos.[21,60] O abuso de álcool e a privação social têm sido citados em muitos estudos como factores que contribuem para a agressão.[61,62] As vítimas de traumas por agressão são, na maioria das vezes, homens jovens que cometem agressões. Estas lesões ocorrem geralmente num bar ou num local público, normalmente a altas horas da noite.[19]

LESÕES DESPORTIVAS:

As lesões relacionadas com o desporto podem ser causadas por impacto com outro jogador, com o solo ou com um objeto duro, como uma bola.[19,63] A etiologia das lesões faciais relacionadas com o desporto varia em todo o mundo e depende do desporto praticado num determinado país.[64] Entre os desportos, o futebol e o râguebi são os mais frequentemente associados a fracturas faciais.[65]

CLASSIFICAÇÃO DAS FRACTURAS MANDIBULARES

As fracturas mandibulares são classificadas com base na localização anatómica, na relação com os tecidos sobrejacentes, no padrão e na biomecânica.[25]

A. POSIÇÃO ANATÓMICA:

1. **SINTOMAS: Ocorre** no centro, entre os incisivos centrais.
2. **PARASÍFISE:** Área delimitada por linhas verticais distais ao canino.
3. **CORPO:** área que se estende desde a superfície distal do canino até ao bordo anterior do músculo masseter (distal ao segundo molar).
4. **ÂNGULO:** Área que se estende desde o bordo anterior do músculo masseter (distal ao segundo molar) até ao bordo posterior do músculo masseter. Os terceiros molares estão normalmente envolvidos nas fracturas em ângulo.
5. **RAMUS:** Área compreendida entre o bordo posterior do masseter e o nível da incisura sigmoide.
6. **CONDILAR:** Fratura que se estende desde a incisura sigmoide até ao bordo posterior do ramo na face superior.
7. **CORONÓIDE:** A área do processo coronoide acima do nível da incisura sigmoide.

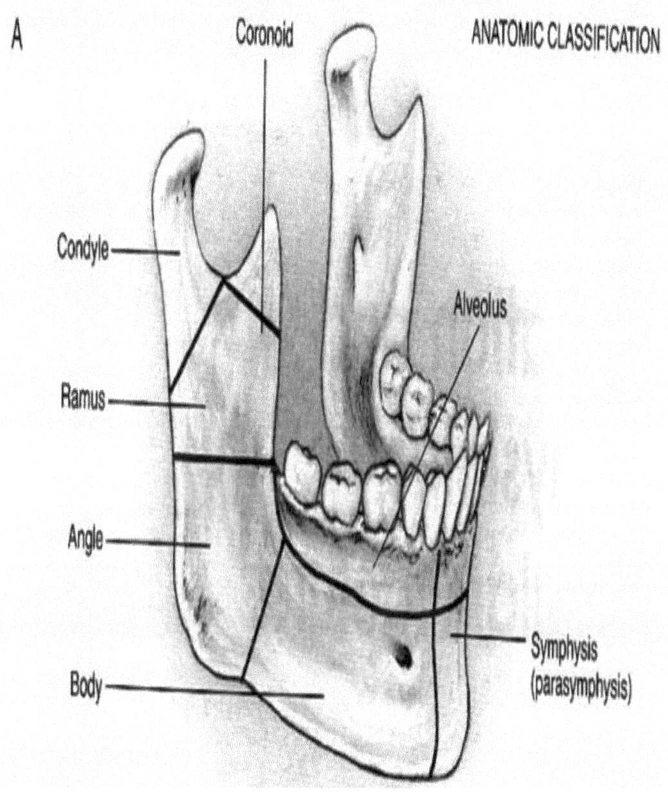

FIG. 2: CLASSIFICAÇÃO DAS FRACTURAS MANDIBULARES DE ACORDO COM A POSIÇÃO ANATÓMICA.

B. RELAÇÃO COM OS TECIDOS ACIMA REFERIDOS:

1. FRACTURAS FECHADAS OU SIMPLES:

Este tipo de fratura não tem qualquer ligação com o ambiente externo. A maioria das fracturas na área do côndilo, do coronoide, do ramo ascendente e da mandíbula edêntula são fechadas.

2. FRACTURAS ABERTAS OU COMPOSTAS:

Este tipo de fratura tem contacto com o ambiente externo através da pele, das membranas mucosas ou do ligamento periodontal. Todas as fracturas na área da dentina são abertas.

3. FRACTURAS COMPLEXAS OU COMPLICADAS:

Este tipo de fratura está associado a uma lesão considerável dos tecidos moles adjacentes.[48,51]

C. PADRÃO DE FRACTURA:

1. **Pau verde:** Esta fratura é incompleta e afecta apenas um córtex, enquanto o lado oposto do córtex é curvo.
2. **Fratura cominutiva:** Duas ou mais linhas de fratura dentro do mesmo osso que estão ligadas entre si. Como resultado, vários segmentos ósseos são estilhaçados, esmagados ou fragmentados.
3. **Patológica:** Uma fratura que ocorre espontaneamente ou como resultado de uma lesão menor devido a uma doença óssea pré-existente.
4. **Indireta:** Uma fratura que ocorre num local que está longe da área da Impacto. Um golpe no queixo, por exemplo, provoca uma fratura indireta do côndilo e uma fratura direta na linha média.

D. BIOMECNOLOGIA:

1. Fratura favorável (estável):

A linha de fratura e o vetor da tração muscular mantêm a fratura apoiada e reduzida.

2. Fracturas desfavoráveis (instáveis):

A tensão muscular desvia os fragmentos uns dos outros, o que leva a uma deslocação.[25,48,51,66]

INSTRUMENTOS DE DIAGNÓSTICO PARA O MAXILAR INFERIOR FRACTURA

1. HISTÓRIA:

Uma história médica e psiquiátrica completa é importante para o diagnóstico e tratamento futuro das fracturas mandibulares.[25] A história pode fornecer pistas sobre doenças ósseas sistémicas pré-existentes, neoplasias, distúrbios nutricionais e metabólicos, artrite, colagénio e distúrbios endócrinos que podem causar ou estar diretamente relacionados com a fratura mandibular. A origem, a magnitude e a direção da força traumática também são extremamente úteis para o diagnóstico.[25,48]

2. EXAME CLÍNICO:

Os achados clínicos iniciais nas fracturas da mandíbula variam muito, dependendo do grau e da extensão da lesão. Estes são os seguintes:

A. Sinais e sintomas gerais
B. Sinais e sintomas específicos do local.

SINAIS E SINTOMAS GERAIS:

1. Dor
2. Inchaço
3. Hemorragia da boca
4. A sensibilidade do osso é quase patognomónica de uma fratura, mesmo que se trate de uma fratura não deslocada.
5. Parestesia ao longo da distribuição do IAN. Isto indica normalmente uma fratura deslocada na área do corpo ou do ângulo mandibular do lado afetado.
6. Oclusão perturbada
7. Restrição dos movimentos do maxilar
8. Dificuldades de mastigação
9. Alterações do contorno facial e da forma da arcada maxilar
10. Equimose do vestíbulo
11. Rasgão nas gengivas
12. Equimoses/hematomas sublinguais
13. Mobilidade de segmentos ósseos ou dentes
14. A deformidade em degrau pode ser observada intra-oralmente se existirem dentes, ou o degrau pode ser sentido no bordo inferior da mandíbula.
15. Crepitação[25,48,59,67]

SINAIS E SINTOMAS ESPECÍFICOS DO LOCAL:

FRACTURAS DO CÔNDILO:

Estas fracturas resultam frequentemente em inchaço sobre a articulação temporomandibular, hemorragia do ouvido e equimoses na pele diretamente abaixo do processo mastoide. Uma fratura condilar bilateral resulta num contacto prematuro bilateral com a região posterior e numa mordida aberta anterior, enquanto uma fratura condilar unilateral resulta num contacto oclusal prematuro ipsilateral com uma mordida aberta contralateral. A mandíbula desvia-se para o lado da fratura ao abrir e há uma

geralmente uma restrição dolorosa da protrusão e excursão lateral para o
o lado oposto.[46,48,68]

FRACTURAS DO CORONÓIDE:

Estas fracturas são difíceis de diagnosticar clinicamente, mas observa-se equimose e sensibilidade na parte anterior do ramo. A dor e a restrição do movimento mandibular, especialmente com a protrusão, são frequentemente observadas.[46]

FRACTURAS DO RAMO:

O exame clínico revela inchaço, equimose e sensibilidade sobre o ramo, e o movimento provoca dor nesta área. Existe também um trismo grave.[48]

FRACTURAS DO ÂNGULO:

Inchaço e dor na área do ângulo do dente e possivelmente uma deformação facial óbvia. Intraoralmente, existe uma descontinuidade do degrau atrás do último molar. A oclusão é frequentemente perturbada nestas fracturas, associada a anestesia ou parestesia do lábio inferior.[48]

FRACTURAS DO CORPO:

Os sinais físicos e os sintomas são, na maioria dos casos, semelhantes aos da fratura angular, mas estas fracturas conduzem normalmente a uma rutura da oclusão, mesmo que haja apenas um ligeiro deslocamento. Pode ocorrer contacto prematuro no segmento distal. No local da fratura ocorrem lacerações gengivais e geralmente equimoses no pavimento da boca. O segmento inferior artéria alveolar pode levar a hemorragias graves, e a anestesia ou Parestesia do lábio inferior.[46,48]

FRACTURAS DA SÍNFISE E DA PARASSÍNFISE:

As fracturas da região parassinfisária podem envolver os nervos mentais; no entanto, as fracturas da sínfise não são acompanhadas de anestesia da pele da região mental, a menos que os nervos mentais sejam lesados depois de saírem dos seus forames. A separação do fragmento ao qual o músculo genioglosso está ligado pode resultar na perda do controlo voluntário da língua e na obstrução das vias respiratórias.[46]

FRACTURA DENTOALVEOLAR:

Estas lesões envolvem avulsões, subluxações e fracturas dos dentes com ou sem fracturas ósseas associadas. As fracturas que envolvem os dentes são geralmente compostas e o segmento dentoalveolar é geralmente móvel nestas circunstâncias.[48]

3. AVALIAÇÃO RADIOLÓGICA:

Para confirmar a presença de uma fratura mandibular, são necessárias pelo menos duas vistas perpendiculares.[69]

As projecções que se seguem fazem parte dos exames de diagnóstico frequentemente utilizados para avaliar o traumatismo dos maxilares:

I. Radiografia panorâmica
II. Série do maxilar inferior
III. Imagens dentárias intra-orais, tais como radiografias periapicais e radiografias mandibulares
Vista oclusal
IV. Tomografia computorizada (TC)
V. Tomografia computorizada tridimensional (3D-CT) [52]

I. RADIOGRAFIAS PANORÂMICAS:

O ortopantomograma (OPG) é o filme mais útil para a avaliação de fracturas mandibulares, uma vez que mostra toda a mandíbula num único filme.[70] É particularmente útil para a visualização da metade anterior da mandíbula, que muitas vezes não é visualizada da melhor forma noutras projecções de película simples. As duas cabeças condilares também são mostradas numa única película, permitindo uma comparação fácil.[71] No entanto, uma radiografia panorâmica não é possível num doente gravemente traumatizado, uma vez que o doente tem de ser posicionado na vertical para a imagem.[72]

II. SÉRIE DO MAXILAR INFERIOR:

As séries mandibulares de rotina incluem as seguintes projecções:

a. Vista posteroanterior (PA) da mandíbula
b. Vistas laterais oblíquas bilaterais do maxilar inferior
c. Vista de Towne
d. Projeção lateral verdadeira[52]

VISTA POSTEROANTERIOR (PA) DO MAXILAR INFERIOR:

Esta é uma excelente projeção que mostra toda a mandíbula, com exceção dos côndilos, que estão parcialmente obscurecidos pela sobreposição do osso temporal. A vista em PA mostra o grau de deslocamento mediolateral dos segmentos de fratura do ramo, do coronoide, do ângulo e do corpo mandibular.

VISTA LATERAL OBLÍQUA DO MAXILAR INFERIOR:

Esta vista permite uma boa visualização da região condilar e subcondilar, do processo coronoide, do ramo, do ângulo mandibular e da parte proximal do corpo mandibular no lado mais próximo da película.

VISÃO DE TOWNE:

Permite uma visualização óptima da região do côndilo e do subcôndilo e é sobretudo utilizada para determinar o grau de deslocamento ou deslocação mediolateral do côndilo ou das fracturas do subcôndilo.

VERDADEIRA PROJECÇÃO LATERAL:

Esta vista é opcional, dependendo da localização. É adequada para a avaliação de fracturas que envolvam o bordo posterior do colo do côndilo, o ramo, o ângulo e a parte inferior do corpo da mandíbula. É também importante para a deteção de corpos estranhos na via aérea, estreitamento da via aérea devido a fracturas deslocadas e deslocamento antero-posterior da cabeça e do colo do côndilo.

III. RADIOGRAFIAS SUPLEMENTARES:

Ocasionalmente, a série de radiografias de rotina da mandíbula não fornece informações suficientes sobre a fratura, pelo que estas imagens têm de ser complementadas por outras imagens radiográficas:

a. RADIOGRAFIA PERIAPICAL:

É útil na avaliação de fracturas dentoalveolares, na avaliação de dentes de ambos os lados da linha de fratura para aceder a fracturas radiculares, patologias periapicais/periodontais e a relação da linha de fratura com o ligamento periodontal de cada dente, e na avaliação de fracturas não deslocadas da região sinfisária ou parassinfisária.

b. VISTA OCLUSAL DO MAXILAR INFERIOR:

Esta vista é particularmente útil para demonstrar o deslocamento antero-posterior da fratura da sínfise. Também ajuda a avaliar a fratura da placa lingual, especialmente em fracturas muito oblíquas.[52]

IV. TOMOGRAFIA COMPUTORIZADA (CT):

A tomografia computorizada substituiu a radiografia panorâmica como o padrão de ouro atual para a avaliação radiológica e o diagnóstico de fracturas mandibulares.[72] A sua sensibilidade no diagnóstico de fracturas mandibulares é de 100% em comparação com a radiografia panorâmica, que é de apenas 86%.[73,74] A TAC é ideal para fracturas condilares difíceis de reconhecer noutras radiografias e está particularmente indicada para crianças com suspeita de fracturas condilares.[75,76] A TAC fornece mais informações sobre o grau de deslocamento e cominuição da fratura e visualiza lesões que não podem ser vistas em radiografias normais.[72,77]

VI. TOMOGRAFIA COMPUTORIZADA TRIDIMENSIONAL (3D-CT):

A tomografia computorizada 3D permite uma visualização muito melhor da posição e da deslocação dos fragmentos ósseos, bem como da cominuição da fratura.[76]

TRATAMENTO

O objetivo do tratamento das fracturas do maxilar inferior é restaurar a anatomia e a função do maxilar inferior, bem como a aparência estética do doente.[78]

PRINCÍPIOS GERAIS:

1. O estado geral de saúde do doente deve ser cuidadosamente avaliado.
2. O diagnóstico e o tratamento devem ser abordados de forma metódica.
3. No caso de fracturas faciais múltiplas, as fracturas mandibulares devem ser tratadas primeiro de dentro para fora e de baixo para cima.
4. As lesões dentárias devem ser examinadas e tratadas ao mesmo tempo que as fracturas da mandíbula.
5. Os antibióticos devem ser utilizados de forma profiláctica nas fracturas

complicadas.

6. As necessidades nutricionais devem ser monitorizadas de perto no pós-operatório.[25]

Os princípios básicos no tratamento das fracturas mandibulares são a redução e a imobilização.

REDUÇÃO:

Significa a restauração de um alinhamento funcional dos fragmentos ósseos. Existem dois métodos de redução: [46]

1. Redução fechada
2. Redução aberta

INDICAÇÕES PARA O REPOSICIONAMENTO FECHADO:

i. Fracturas favoráveis ligeiras a não deslocadas

ii. Fracturas grosseiramente cominutivas

iii. Fracturas em crianças na área da dentição em desenvolvimento.

iv. A presença de um número suficiente de dentes para assegurar uma oclusão estável.

v. Fracturas caracterizadas por uma perda significativa dos tecidos moles sobrejacentes.

vi. Fracturas da mandíbula desdentada.

vii. Fracturas do processo coronoide

viii. Fracturas do côndilo.[25,73]

INDICAÇÕES PARA O REPOSICIONAMENTO ABERTO:

i. Fracturas desfavoráveis deslocadas.

ii. Fracturas múltiplas do crânio facial.

iii. Fracturas do terço médio da face e fracturas condilares bilaterais deslocadas.

iv. Atraso no tratamento e interposição de tecidos moles entre os fragmentos.

v. Malunion e não-union

vi. Doentes com perturbações psiquiátricas ou neurológicas.[25]

vii. Mandíbula edêntula gravemente atrofiada.[79]

REST:

Após a redução, o local da fratura deve ser imobilizado para que o osso possa sarar.

PERÍODO DE IMOBILIZAÇÃO:

Varia consoante o local da fratura, a presença de um dente impactado na linha de fratura, a idade do doente e a presença ou ausência de infeção.

Uma orientação simples para a duração da imobilização é a seguinte

Adulto jovem com uma fratura do ângulo do dente tratado precocemente através da remoção do dente da linha de fratura (3 semanas de imobilização).

Se :

Dente remanescente na linha de fratura: 1 semana adicional

Fratura da sínfise: 1 semana adicional

Idade igual ou superior a 40 anos: mais 1 ou 2 semanas.

Crianças e adolescentes: Subtrair 1 semana.[46]

DENTES NA LINHA DE FRACTURA:

Está provado que a remoção de dentes na área de uma fratura não reduz a morbilidade.[80]

Indicações absolutas para a remoção de um dente de uma linha de fratura mandibular: [46]

1) Fratura longitudinal envolvendo a raiz.

2) Deslocamento ou subluxação do dente da cavidade dentária.

3) Presença de uma infeção periapical .
4) Linha de fratura inflamada.
5) Pericoronite aguda.

Indicações relativas para a remoção de um dente na linha de fratura:

1) Um dente não funcional que deve ser removido.
2) Cáries avançadas.
3) Doença periodontal avançada .
4) Dentes questionáveis que podem ser adicionados a próteses existentes.
5) Dentes envolvidos em fracturas não tratadas que ocorram mais de 3 dias após a lesão.

Se os dentes estiverem periodontalmente e estruturalmente intactos e puderem realmente contribuir para a redução da fratura através de suporte, devem ser mantidos. Se for considerada a preservação dos dentes a curto prazo, os dentes podem ser extraídos 4-6 semanas após a consolidação inicial da fratura.[25]

MODALIDADES DE TRATAMENTO

TÉCNICAS DE TRATAMENTO FECHADO:

1. FIXAÇÃO MAXILOMANDIBULAR (MMF):

O método anteriormente conhecido como fixação intermixilar (IMF) é um princípio fundamental no tratamento de traumas maxilares e faciais. Serve como uma pedra angular que fornece uma base estável a partir da qual a forma e a função da face podem ser restauradas. Restaura a oclusão pré-mórbida do paciente. Na prática moderna atual, são utilizadas as seguintes técnicas de FGM: [25]

- Cablagem de ilhós interdentais
- Varões arqueados
- Parafusos de fixação intermixilar
- Fios de suspensão do esqueleto
- Vários sistemas de suporte dentário colados e não metálicos.

CABLAGEM DE ILHÓS INTERDENTAIS:

A colocação de ilhós é o método mais comum de MMF.[81] Os ilhós são colocados circundentalmente e depois ligados com fios para criar uma forma de fixação. É normalmente utilizado em pacientes totalmente desdentados, mas também é útil em pacientes parcialmente desdentados e na fase de dentição mista.

BARRAS DE ARCO:

Este método é particularmente útil no tratamento de segmentos de fracturas dentoalveolares e quando o número de dentes é insuficiente.[25] As talas de arco são colocadas na dentição superior e inferior com fios circumdentários.

A oclusão pode ser mantida com arames ou elásticos. Os elásticos são geralmente preferidos, uma vez que proporcionam uma tensão constante e guiam os dentes para a oclusão.[73]

PARAFUSOS IMF AUTO-PERFURANTES/ROSCANTES:

Os parafusos ósseos corticais intra-orais para IMF são uma boa alternativa às hastes de arco e são indicados para fracturas mandibulares simples ou duplas com deslocamento mínimo, fracturas condilares e fracturas em pacientes edêntulos quando estão disponíveis próteses adequadas.[81] Este sistema oferece muitas vantagens, como a redução do risco de lesões penetrantes para o utilizador, a facilidade de colocação e a conveniência para a higiene oral.[82]

FIOS DE SUSPENSÃO DO ESQUELETO:

Estes fios são colocados no terço médio da face, no rebordo piriforme, no rebordo infra-orbital ou no pilar zigomático, enquanto que na mandíbula são colocados circunandibularmente, proximal e distalmente à fratura. É formada uma ansa ocular nos fios intra-orais expostos, que são depois ligados entre si para formar um MMF.[25]

2. FIXAÇÃO EXTERNA:

Este método de tratamento desempenhou um papel importante no tratamento de fracturas mandibulares cominutivas e atróficas, mas foi agora largamente substituído por outros métodos.[83] No entanto, existem alguns casos, como o de ferragens infectadas, em que a fixação externa pode ser utilizada temporariamente como ponte para manter a continuidade do defeito e remover quaisquer corpos estranhos.[47]

MÉTODOS DE TRATAMENTO ABERTOS:

A redução aberta com fixação interna (ORIF) é superior às técnicas de tratamento fechado, uma vez que esta abordagem permite uma redução mais precisa dos fragmentos da fratura. Também elimina ou encurta o tempo de MMF, permitindo um retorno precoce à função e prevenindo a hipomobilidade devido à fixação intermixilar prolongada.[78,84,85]

Os quatro passos básicos seguintes devem ser seguidos quando se utiliza a técnica ORIF:

a. Expor todas as fracturas destinadas a fixação.
b. Mobilizar e desbridar todas as fracturas para facilitar a redução.
c. Redução das fracturas (incluindo o MMF intra-operatório)
d. [25]Reparar as fracturas .

MÉTODOS DE FIXAÇÃO INTERNA:

Os métodos de fixação interna para fracturas mandibulares incluem os seguintes [47] Técnicas:

1. Placas de compressão
2. Osteossíntese com miniplacas
3. Parafusos de fixação
4. Cabos transósseos

FOLHAS DE IMPRESSÃO:

Estas placas têm orifícios que podem ser utilizados para criar compressão em ambos os lados de uma fratura. Estão disponíveis em titânio, aço inoxidável e vitallium com uma espessura de 2 mm e uma largura de 6,5, 8 e 9 mm. A colocação de uma placa deste tipo na parte inferior da mandíbula cria um espaço na parte superior da mandíbula. Para compensar este facto, é necessária uma banda de tensão adicional sob a forma de uma barra de arco, osteossíntese de arame ou miniplaca na região alveolar.[47]

As placas de compressão são raramente utilizadas atualmente porque são tecnicamente difíceis de manusear, podem causar malposições e têm uma taxa de complicações mais elevada.[1,73]

OSTEOSSÍNTESE DE MINIPLACAS:

Esta técnica é atualmente o padrão de ouro e é utilizada para o tratamento de todos os tipos de fracturas mandibulares em pacientes edêntulos e desdentados. Este sistema é constituído por uma placa de titânio deformável uni ou tridimensional e pelo menos dois parafusos monocorticais com um diâmetro de 2,0 mm proximal e distal à fratura.[25,47]

PARAFUSOS DE FIXAÇÃO:

Os parafusos do colo do fémur são utilizados para compressão, se a linha de fratura for favorável e não houver fratura cominutiva, e também para fracturas oblíquas do ramo. Regra geral, dois parafusos do colo do fémur com um comprimento mínimo de 20 mm são suficientes para a estabilização.[73] O seu diâmetro varia entre 2,3 e 3,5 mm.[25] Estes parafusos devem ser utilizados com precaução, uma vez que provocam lesões nas raízes dos dentes e no IAN.[86]

CABOS TRANSÓSSEOS:

Devido aos avanços na fixação rígida, é agora raramente utilizada para a fixação de fracturas.[25] Atualmente, esta técnica é utilizada para fracturas do ramo, para alinhar pequenos fragmentos em fracturas severamente cominutivas e para estabilização funcional dos fragmentos durante a osteossíntese com placa e parafuso. A ligadura com fio mantém os fragmentos num alinhamento anatómico exato após a redução, mas é necessária uma fixação adicional da mandíbula fracturada com talas e MMF para manter a estabilidade.[47]

COMPLICAÇÕES

A taxa de complicações das fracturas da mandíbula pode variar entre 7 e 29% e depende da gravidade da fratura.[73] As complicações mais comuns das fracturas da mandíbula são

INFECÇÃO:

A infeção é a complicação mais comum de todos os tipos de fracturas mandibulares.[73] É frequentemente observada em doentes que recebem tratamento tardio ou que não recebem antibióticos profilácticos.[47] Além disso, as comorbilidades, como o abuso de drogas ou a imunossupressão, aumentam a taxa de infeção nas fracturas mandibulares.[87,88]

Para prevenir infecções, recomenda-se o tratamento antibiótico pré ou perioperatório, juntamente com o tratamento precoce das fracturas.[89]

OSTEOMIELITE:

A osteomielite do local da fratura é a forma mais grave de infeção, mas esta complicação não é frequente. É geralmente causada por uma imobilização inadequada dos fragmentos da fratura. Para além disso, estes doentes não aderem a exames de acompanhamento regulares.[47]

MALUNION:

Pode ser definida como uma união óssea da fratura em que ainda existe alguma deslocação dos ossos.[90]

A malunião pode ocorrer como resultado da flexão da placa, fratura da placa, afrouxamento do parafuso ou redução intra-operatória deficiente. As radiografias pós-operatórias são necessárias para detetar um mau posicionamento inaceitável dos fragmentos.[25]

ATRASADA SINDICALIZADA/NÃO SINDICALIZADA:

A consolidação tardia é definida como "uma fratura cuja consolidação demora mais de 8 semanas, mas que pode ser tratada com sucesso com uma intervenção mínima". A não-união é definida como "uma fratura cuja consolidação se atrasa para além das 8 semanas e que requer uma nova exploração, redução e fixação com ou sem enxerto ósseo". A incidência global registada de consolidação tardia ou não consolidação é de aproximadamente 3%.[91] Clinicamente, o local da fratura é móvel e doloroso, enquanto as radiografias mostram uma falta de consolidação óssea.[25] Os factores contribuintes incluem infeção, redução e imobilização inadequadas, atraso no tratamento, imunossupressão, falta de adesão do doente e abuso de substâncias.[25,73]

MALOCCLUSÃO:

A má oclusão pós-operatória deve-se a um reposicionamento incorreto e a uma fixação oclusal inadequada dos fragmentos durante a osteossíntese. Os grandes erros oclusais requerem uma nova osteossíntese. Se o erro for mínimo, pode ser compensado por um desgaste oclusal direcionado após a união óssea completa. Esta complicação é evitada através de uma fixação oclusal precisa durante o procedimento.[25]

LESÃO DO NERVO ALVEOLAR INFERIOR (IAN):

Os distúrbios sensoriais do NIO ocorrem na maioria dos pacientes com fracturas mandibulares. Na literatura, a incidência de lesões pós-traumáticas do NIA é relatada como sendo superior a 50% e está principalmente relacionada ao deslocamento da fratura.[92] Cawood encontrou danos iatrogénicos ao nervo alveolar inferior em 8% dos casos associados a uma fratura perto do forame mental. Por conseguinte, o nervo mental deve ser protegido com um elevador aquando da inserção da placa nesta região.

RESTRIÇÃO DA ABERTURA DA BOCA (TRISMO):

O MMF durante um período de tempo prolongado leva ao enfraquecimento dos músculos da mastigação. Se tiver havido uma hemorragia significativa nos músculos, pode formar-se uma quantidade considerável de hematoma organizador e tecido cicatricial precoce quando a fixação é libertada. Isto leva a uma restrição da abertura da boca e também restringe o movimento mandibular. Na maioria dos casos, a mobilidade total é recuperada com o tempo, mas por vezes é necessária fisioterapia. Ocasionalmente, pode ser necessária uma manipulação sob anestesia.[93]

PERTURBAÇÃO DO CRESCIMENTO:

Uma pequena proporção de crianças em que a fratura afecta a cartilagem condilar e a superfície articular apresenta subsequentemente uma perturbação do crescimento. Isto deve-se ao facto de a cartilagem condilar ser uma área onde o crescimento é favorecido e de a lesão desta cartilagem levar a uma perturbação no desenvolvimento do processo condilar e, consequentemente, a uma mandíbula mais pequena no lado afetado.[46,94]

ANQUILOSE DA ARTICULAÇÃO TEMPOROMANDIBULAR:

Na anquilose da articulação temporomandibular, o côndilo mandibular está fundido com a base do crânio. Trata-se de uma doença muito incapacitante que resulta na incapacidade de abrir a boca, na dificuldade de falar, na dificuldade de mastigar, numa higiene oral deficiente, num crescimento deficiente da mandíbula, numa desfiguração facial e até numa respiração deficiente.[95-97] A principal causa de anquilose da ATM é a fratura intracapsular do côndilo, que ocorre numa idade jovem, normalmente abaixo dos 10 anos.[96] O contacto direto entre um côndilo cominuído e a fossa glenoide, seja através de um menisco deslocado ou rasgado, é o fator chave no desenvolvimento da anquilose.[98]

PARTE 2

OBJECTIVOS:

Os objectivos do presente estudo são determinar

1. A incidência e o padrão das fracturas mandibulares devido a quedas.
2. A frequência da distribuição por idade e género nestes doentes.

DEFINIÇÃO OPERACIONAL

PADRÃO SIGNIFICA:

Os locais da mandíbula mais frequentemente afectados por fracturas por queda, tais como o côndilo, o coronoide, o ramo, o ângulo, o corpo, a parassínfise e a sínfise, foram examinados clínica e radiograficamente.

FRACTURA:

No exame clínico, os segmentos fracturados são sensíveis e móveis e, na radiografia, a continuidade do osso está quebrada.

MATERIAL E MÉTODOS

DESCRIÇÃO DO ESTUDO: Estudo descritivo (transversal).

ESTABELECIMENTO: Departamento de Cirurgia Oral e Maxilofacial Faculdade de Medicina Dentária de Khyber, Peshawar.

thrd **DURAÇÃO DO ESTUDO:** O estudo foi realizado de 4 de abril de 2009 a 3 de outubro de 2009.

TAMANHO DA AMOSTRA: Calculei o tamanho da amostra por um programa informático denominado "Sample Size Determination in Health Studies" da OMS.

O tamanho da mınha amostra calculado é:

Prevalência esperada de fratura mandibular devido a uma queda = 20%.[2]

Nível de confiança = 95%

Erro esperado = 10%

Dimensão da amostra calculada = 60

TÉCNICA DE AMOSTRAGEM: Consecutiva [sem probabilidade]

SELECÇÃO ALEATÓRIA DA AMOSTRA:

CRITÉRIOS DE INCLUSÃO:

1. Pacientes com fracturas mandibulares causadas por quedas.
2. Todas as faixas etárias.
3. Ambos os sexos (masculino e feminino).

CRITÉRIOS DE EXCLUSÃO:

Fracturas mandibulares em consequência de:

1. Acidentes de viação.
2. Ferimentos causados por armas de fogo.
3. Ataques.
4. Desporto.
5. Traumatismo industrial.
6. Condições patológicas.

Isto porque o mesmo padrão de fracturas também se mostrou associado às causas acima mencionadas.

MÉTODO DE RECOLHA DE DADOS:

O estudo foi realizado em 60 pacientes que se apresentaram com fracturas mandibulares relacionadas com quedas no Departamento de Cirurgia Oral e Maxilofacial, Faculdade de Medicina Dentária de Khyber, Peshawar. Foi recolhida uma história completa e foi efectuado um exame clínico minucioso, tanto a nível extra-oral como intra-oral. Foram recomendadas radiografias convencionais, tais como OPG e PA face, a cada paciente para confirmar a lesão óssea e o local da fratura, tais como dentoalveolar, sínfise, parassínfise, corpo, ângulo mandibular, ramo, côndilo e coronoide. Em casos seleccionados com suspeita de fratura intracapsular do côndilo, foi realizada uma TAC.

Com o consentimento informado do paciente, o formulário especialmente concebido para o efeito foi preenchido e assinado pelo paciente.

PROCEDIMENTO DE ANÁLISE DE DADOS:

Os dados assim recolhidos foram analisados com o SPSS versão 10, utilizando várias ferramentas estatísticas. A média e o desvio padrão foram calculados para variáveis quantitativas como a idade. A frequência e a percentagem foram calculadas para variáveis qualitativas como o género (masculino/feminino) e a localização da fratura mandibular.

RESULTADOS

Foi recrutado um total de 60 doentes para o estudo. Destes, 40 doentes (66,7 %) eram do sexo masculino e 20 doentes (33,3 %) do sexo feminino. O rácio entre homens e mulheres era de 2:1 (Figura 1).

[stnd]Este estudo mostrou uma faixa etária de 3-68 anos com uma média de idade de 19,28 anos ± 19,47 S.D. A maioria dos pacientes encontrava-se na 1ª e 2ª década de vida (51,7% e 21,7%, respetivamente). [stnd]Os homens na 1ª e 2ª décadas de vida foram frequentemente afectados por fracturas mandibulares relacionadas com quedas (35% e 20%, respetivamente). [th]Em contraste, as mulheres na 6ª década de vida (8,3%) foram as mais frequentemente afectadas. Uma descrição detalhada pode ser encontrada na Tabela 1.

Do total de 60 pacientes com uma fratura mandibular, as fracturas combinadas foram as mais comuns em comparação com o trauma ósseo isolado. 34 pacientes (56,7%) tiveram fracturas combinadas, enquanto 26 pacientes (43,3%) tiveram trauma ósseo isolado. Figura 2.

Entre os traumas ósseos combinados, a combinação mais comum do local da fratura foi a parassínfise com o côndilo (35,3%), seguida pela sínfise com o côndilo (11,8%), o dentoalveolo com o côndilo (11,8%) e a parassínfise com o ângulo (11,8%), respetivamente. Os detalhes da distribuição são mostrados na Tabela 2.

Em relação aos traumas ósseos isolados, o local mais comum afetado foi a parassínfise (34,6%), seguido pelo côndilo (30,8%), corpo (19,2%) e dentoalveolo (7,7%). Os detalhes dos locais isolados de fratura são mostrados na Tabela 3.

FIGURA NO: 1
DISTRIBUIÇÃO DOS DOENTES POR GÉNERO

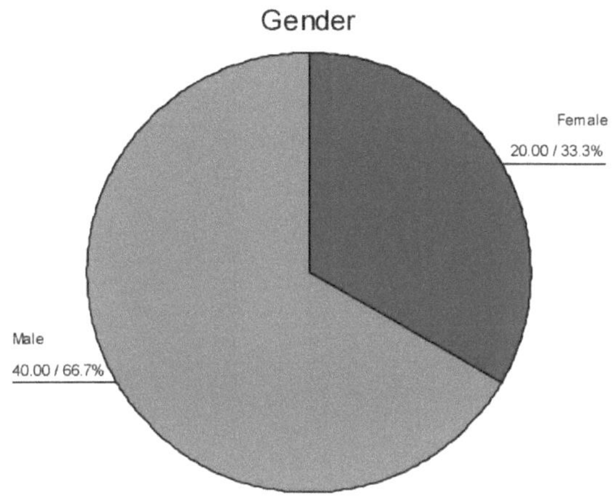

QUADRO N.º 1:
DISTRIBUIÇÃO DOS DOENTES POR IDADE E SEXO

AGE IN YEARS	FREQUENCY	GENDER				PERCENT OF TOTAL
		Female		Male		
		Count	Percent	Count	Percent	
3-10	31	10	16.7%	21	35.0%	51.7%
11-20	13	1	1.7%	12	20.0%	21.7%
21-30	2	-	-	2	3.3%	3.3%
31-40	2	1	1.7%	1	1.7%	3.3%
41-50	4	3	5.0%	1	1.7%	6.7%
51-60	7	5	8.3%	2	3.3%	11.7%
61-68	1	-	-	1	1.7%	1.7%
Total	60	20	33.3%	40	66.7%	100.0%

Faixa etária = 3-68 anos
Idade média = 19,28 anos
Desvio padrão = 19,47

FIGURA 2:
FREQUÊNCIA DE TRAUMATISMOS ÓSSEOS

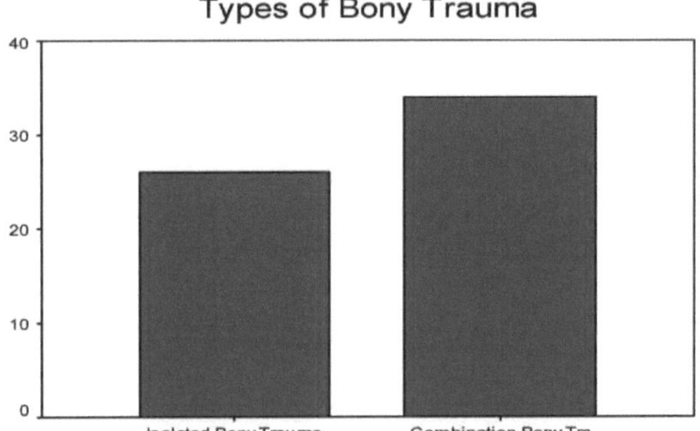

QUADRO N.º 2:
DISTRIBUIÇÃO DO TRAUMATISMO ÓSSEO COMBINADO

Fracture site combinations	Frequency	Percentage %
Parasymphysis + Condyle	12	35.3%
Symphysis + Condyle	4	11.8%
Dentoalveolar + Condyle	4	11.8%
Parasymphysis + Angle	4	11.8%
Parasymphysis + Body	3	8.8%
Body + Condyle	2	5.9%
Angle + Condyle	1	2.9%
Symphysis + Parasymphysis	1	2.9%
Dentoalveolar + Parasymphysis	1	2.9%
Parasymphysis + Condyle + Ramus	1	2.9%
Dentoalveolar + Symphysis + Condyle	1	2.9%
Total	34	100.0

Tabela NO. 3:

DISTRIBUIÇÃO DOS TRAUMATISMOS ÓSSEOS ISOLADOS

Site of Fracture	Frequency	Percentage
Parasymphysis	9	34.6
Condyle	8	30.8
Body	5	19.2
Dentoalveolar	2	7.7
Symphysis	1	3.8
Angle	1	3.8
Total	26	100.0

DISCUSSÃO

As actividades diárias tornam uma pessoa suscetível a vários acidentes. Uma das causas mais comuns de lesões conhecidas pelo homem é uma queda.[14]

[3,17,18]As quedas são a segunda causa mais comum de traumatismo maxilofacial, especialmente de fracturas mandibulares, nos países em desenvolvimento, como o Paquistão e a Índia ( ), enquanto são a terceira causa mais comum nos países industrializados.[8,12,15,1] Certos grupos etários, como as crianças pequenas e os idosos (mais de 60 anos), são geralmente propensos a quedas e lesões daí resultantes.[3,19]

O presente estudo mostra que as fracturas mandibulares relacionadas com quedas ocorrem numa ampla faixa etária de 3 a 68 anos, com uma idade média de 19,28 anos. stndthNeste estudo, o grupo etário mais frequentemente afetado foi o da 1ª década (51,7%), seguido das 2ª e 6ª décadas de vida (21,7% e 11,7%). Estes resultados estão de acordo com estudos efectuados a nível mundial.[23,99-105]

Uma queda que resulte numa fratura mandibular é a causa mais comum de traumatismo facial em crianças, uma vez que as suas capacidades motoras e coordenação estão ainda subdesenvolvidas.[99] Além disso, esta faixa etária é a fase mais ativa, descuidada e brincalhona da vida, o que as torna vulneráveis a lesões.[100] As quedas em casa são geralmente mais comuns em bebés e crianças em idade pré-escolar (até aos 6 anos), mas à medida que as crianças crescem e são expostas a actividades ao ar livre, as quedas fora dos limites relativamente protegidos de casa e da supervisão dos pais são mais comuns.[101] Nesta parte do mundo, o lançamento de papagaios é um dos passatempos mais populares e, por conseguinte, uma das principais causas de quedas e lesões subsequentes em crianças.[5]

thNeste estudo, a década de 6 foi o terceiro grupo etário mais comum afetado por fracturas mandibulares. Com o aumento da idade, o risco de acidentes domésticos aumenta devido a alterações relacionadas com a idade, tais como deficiências sensoriais, distúrbios neuromusculares, marcha instável, demência, doenças agudas, hipotensão postural e os efeitos de vários medicamentos.[102,103]

[2159rd]Nos estudos de Adeyeno et al. e Khorasani et al. , a 3ª década foi o grupo etário mais afetado, o que contrasta com o presente estudo, principalmente devido ao facto de estes estudos terem sido realizados em doentes com ATR. [23]King et al. verificaram que os indivíduos mais velhos caem e se lesionam mais frequentemente do que o esperado, o que não é consistente com o presente estudo. (Tabela n.º 1) A principal razão para esta diferença reside nos diferentes factores religiosos e sociais. Nesta parte da sociedade, as pessoas idosas são mantidas sob vigilância apertada em lares e são consideradas uma fonte de bênçãos, ao contrário da civilização ocidental, onde são mantidas em lares de idosos e, por conseguinte, são propensas a acidentes.[104]

Neste estudo, a maioria dos pacientes com fracturas mandibulares eram homens em comparação com as mulheres, com um rácio de homens para mulheres de 2:1. Esses resultados são consistentes com revisões publicadas anteriormente.[5,16,99,106] A principal razão para a preponderância masculina descrita na literatura é que os homens são socialmente mais activos e, portanto, mais predispostos a factores de risco como acidentes de viação, quedas, agressões físicas e actividades desportivas.[107]

[4]Além disso, a população feminina nesta parte da região está culturalmente confinada às suas casas e, por conseguinte, em menor número do que os homens.

[stthth]Em termos de género, no presente estudo, os homens foram mais frequentemente feridos nas três décadas de vida 1 e as mulheres nas décadas de vida 5 e 6. [th]A década 4 apresentou uma distribuição equilibrada. [1422 101103]A constatação de que o grupo masculino predomina em idade jovem, enquanto as mulheres formam o grupo com maior incidência de fracturas mandibulares relacionadas com quedas em idade avançada está de acordo com outros estudos realizados por Iida et al, Martini et al, Kumarswamy et al, Subhashraj et al e Qudad e Bataineh.[106] A razão para a preponderância de crianças do sexo masculino com lesões é que os rapazes são geralmente mais activos e passam mais tempo ao ar livre do que as raparigas, que tendem a ficar confinadas a actividades em espaços interiores. [10119]A maioria das crianças cai de alturas e esses acidentes tendem a ocorrer no verão, quando é mais provável que as janelas estejam abertas e as crianças brincam habitualmente em telhados, varandas e escadas de incêndio. [5614]Iida et al. mostraram no seu estudo que uma elevada proporção de mulheres idosas estava envolvida em acidentes com quedas. A maior parte delas caiu de pé ou de uma altura mais baixa e,

muitas vezes, feriu-se dentro de casa. Estes resultados sugerem que as mulheres idosas correm um risco elevado de cair durante as actividades da vida diária. Uma das razões para o aumento do número de fracturas faciais no grupo de mulheres idosas é o seu mau estado de saúde geral e doenças como a osteoporose.

No presente estudo, o padrão de fratura predominante foi o traumatismo ósseo combinado (56,7%) em comparação com o traumatismo ósseo isolado (43,3%). Este resultado é consistente com o estudo de King.[23] Ele descobriu que todos os pacientes com fraturas mandibulares devem ser suspeitos de ter um segundo local de fratura dentro da mandíbula, e isso é especialmente verdadeiro para fraturas sinfisárias e parassinfisárias. [1]Em contrapartida, Ajmal demonstrou que as fracturas mandibulares solitárias são mais comuns do que as fracturas mandibulares múltiplas. É sabido que existe controvérsia entre diferentes autores e centros, mas uma coisa é certa: o padrão de qualquer fratura mandibular é melhor avaliado num centro especializado em traumas maxilofaciais, para onde a maioria dos doentes de diferentes disciplinas são encaminhados e subsequentemente tratados.

Neste estudo, a parassínfise e o côndilo são os locais de fratura mais comuns da mandíbula, tanto em combinação (n = 12, 35,3 %) como individualmente (parassínfise n = 9, côndilo n = 8). [14,22,99,101,108]Estes resultados correspondem às revisões anteriores e reflectem a direção da força da lesão na parte anterior da mandíbula. No caso de uma lesão deste tipo, o impacto é transmitido primeiro ao côndilo e depois à região parassinfisária.[99]

CONCLUSÃO

As fracturas mandibulares, especialmente em crianças em resultado de quedas, são um sinal alarmante para os pacientes, pais e cirurgiões orais nesta parte do país.

Esta grande preocupação mostra como é importante tomar medidas preventivas contra estas lesões e complicações subsequentes, como a anquilose da ATM e problemas estéticos.

Este estudo permite tirar as seguintes conclusões:

1. A maioria das vítimas são jovens ou cidadãos idosos.
2. Em geral, predominam os homens.
3. O traumatismo ósseo combinado sob a forma de fracturas parassinfisárias e condilares foi o mais frequente.

REFERÊNCIAS:

1. Ajmal S, Khan MA, Jadoon H, Malik SA. Protocolo de tratamento para fracturas mandibulares no Instituto Paquistanês de Ciências Médicas, Islamabad, Paquistão. J Ayub Med Coll 2007;19(3):51-5.
2. Hussain SS, Ahmad M, Khan MI, Anwar M, Amin M, Ajmal S et al. Traumatismo maxilofacial: prática atual de gestão no Instituto de Ciências Médicas do Paquistão. J Ayub Med Coll 2003;15(2):8-11.
3. Khan SU, Khan M, Khan AA, Murtaza B, Maqsood A, Ibrahim W et al. Etiologia e padrão das lesões maxilofaciais nas forças armadas do Paquistão. JCPSP 2007;17(2):94-7.
4. Ansari SR, Khitab U, Qayyum Z, Khattak A. Análise retrospetiva de 268 casos de fracturas mandibulares. Pak Oral Dent J 2004;24:135-8.
5. Abbas I, Ali K, Mirza YB. Spectrum of mandibular fractures in a tertiary care dental hospital in Lahore. J Ayub Med Coll 2003;15(2):12-4.
6. Thapliyal CGK, Sinha CR, Menon CPS, Chakranarayan SLA. Tratamento das fracturas da mandíbula. MJAFI 2008;64:218-20.
7. Inaoka SD, Carneiro SCA, Vasconcelos BCE, Leal J, Porto GG. Relação entre fraturas mandibulares e terceiros molares inferiores impactados. Med Oral Patol Oral Cir Bucal 2009;14(7):E349-54.
8. Sirimaharaj W, Pyungtanasup K. A epidemiologia das fracturas mandibulares tratadas no hospital da Universidade de Chiang Mai: uma revisão de 198 casos. J Med Assoc Thai 2008;91(6):868-74.
9. Krishnaraj S, Chinnasamy R. Um estudo retrospetivo de 4 anos de fracturas mandibulares numa cidade do sul da Índia. J Craniofac Surg 2007;18:776-80.
10. Subhashraj K, Nanda KN, Ravindran C. Revisão das lesões maxilofaciais em Chennai, Índia: Um estudo de 2748 casos. Br J Oral Maxillofac Surg 2007;22:298-4.

11. Shah A, Mushtaq M, Qureshi Z. Incidência de fracturas mandibulares no ângulo como resultado de trauma mandibular. Pak Oral Dent J 2008;28(1):29-32.
12. Czerwinski M, Parker WL, Chehade A, Williams HB. Identificar a epidemiologia das fracturas mandibulares no Canadá: melhorar a prevenção de lesões e a avaliação dos pacientes. Can J Plast Surg 2008;16(1):36-40.
13. Metin M, Sener I, Tek M. Dentes impactados e fracturas mandibulares. Eur J Dent 2007;1(1):18-20.
14. Iida S, Hassfeld S, Reuther T, Haag C, Klein J, Muhling J et al. Fracturas maxilofaciais devido a quedas. J Cranio Maxillofac Surg 2003;31:278-83.
15. Erdmann D, Follmar KE, Debruijn M, Bruno AD, Jung SH, Edelman D et al. Uma análise retrospetiva das etiologias das fracturas faciais. Ann Plast Surg 2008;60(4):398-403.
16. Bormann KH, Wild S, Gellrich NC, Kokemuller H, Stuhmer C, Schon
R et al. Estudo retrospetivo de cinco anos de fracturas mandibulares em Freiburg, Alemanha: incidência, etiologia, tratamento e complicações. J Oral Maxillofac Surg 2009;67(6):1251-5.
17. Shah A, Shah AA, Salam A. Padrão e gestão de fracturas mandibulares: um estudo realizado em 264 pacientes. Pak Oral Dental J 2007;27(1):103-6.
18. Agrawal A, Prasad RB, Shetty L, Nachiappan S, Manju M. Características do traumatismo craniofacial num hospital rural no Sul da Índia. Annals of African Medicine 2006;5(1):33-7.
19. Thomas W.D, Hill C.M. A etiologia e a evolução dos padrões do traumatismo maxilofacial. In: Booth P.W, Schendel SA, Hausamen JE. ndMaxillofacial Surg. 2 ed. St Louis: Churchill Lebendstein 2007; 2-10.
20. Patrocinio LG, Patrocinio JA, Borba BH, Pinto LF, Vieira JV, Costa JM et al. Fratura de mandíbula: análise de 293 pacientes

atendidos no Hospital das Clínicas da Universidade Federal de Uberlândia. Braz J Otorhinolaryngol 2005;71(5):560-5.

21. Adeyemo WL, Iweqbu IO, Bello SA, Okoturo E, Olaitan AA, Taiwo OA et al. Gestão de fracturas mandibulares num país em desenvolvimento: uma revisão de 314 casos de dois centros urbanos na Nigéria. World J Surg 2008;32(12):2631-5.
22. Martini MZ, Takahashi A, Neto HGO, Junior JPC, Curcio R. Epidemiologia das fraturas mandibulares atendidas em um hospital público de trauma nível I na cidade de São Paulo. Braz Dent J 2006;17(3):243-8.
23. King RE, Scianna JM, Petruzzelli GJ. Padrões de fratura mandibular: experiência de um centro de trauma suburbano. Am J Otolaryngol 2004;25(5):301- 7.
24. Tanrikulu R, Erol B, Gorgun B, Soker M. A contribuição para o sucesso de vários métodos de tratamento da anquilose da articulação temporomandibular. Turk J Pediatr 2005;47:261-5.
25. Coletti DP, Caccamese JF. Diagnóstico e tratamento das fracturas mandibulares. In: Marciani RD, Carlson ER, Brawn TW. Cirurgia Oral e Maxilofacial. 2 [nd]ed. St Louis: Elsevier 2009;139-61.
26. Rowe NL. A história do tratamento do traumatismo maxilofacial. Ann Roy Coll Surg 1971;49:329-49.
27. Spiessl B. Fixação interna rígida de fracturas mandibulares. Reconstr Surg Traumatol 1972;13:124-40.
28. Michelet F, Deymes J, Dessus B. Osteossíntese com placas aparafusadas miniaturizadas em cirurgia maxilofacial. J Maxillofac Surg 1973;1:79- 84.
29. Champy M, Loddle JP, Schmitt R, Jaeger JH, Muster D. Osteossíntese mandibular por placas aparafusadas em miniatura através de uma abordagem bucal. J Oral Maxillofac Surg 1978;6(1):14-21.
30. Ellis E, Miles BA. Fratura da mandíbula: uma perspetiva técnica. Plast Reconstr Surg 2007;120(7 suppl 2):76s-89s

31. Sadler TW. Langman's Medical Embryology. [th]10 ed. Baltimore: Lippincort Williams and Wilkins 2006; 257-283. Baltimore: Lippincort Williams and Wilkins 2006; 257-283.
32. Chai Y, Maxson RE. Recent advances in craniofacial morphogenesis. Dev Dyn. 2006;235:2353-75.
33. Histologia Oral de Nanci A. Ten Cate. 7 [th]ed. St Louis: Elsevier 2008; 32-56.
34. Smartt JM, Low DW, Bartlett SP. A mandíbula pediátrica: uma cartilha sobre crescimento e desenvolvimento. Plast Reconstr Surg 2005;116(1):14e-23e.
35. Velasco M, Vazquez R, Lopez, Sanchez, Campos R, Montesinos et al. Desenvolvimento da cartilagem condilar mandibular em espécimes humanos de 10-15 semanas de gestação. J Anat 2009;214(1):56-64.
36. Krarup S, Darvann TA, Larsen P, Marsh JL, Kreiborg S. Análise tridimensional do crescimento mandibular e da erupção dentária. J Anat 2005;207(5):669-82.
37. Proffit W., Fields H., Sarver D. Ortodontia Contemporânea. 4 [th]ed. St Louis: Mosby 2007; 27-71.
38. Sinnatamby CS. [th]Last's Anatomy. 11 ed. Churchill Livingstone: Elsevier 2006; 532-4.
39. Snell RS. Anatomia Clínica por Região. 8 [th]ed. Baltimore: Lippincort Williams and Wilkins 2008; 783-5.
40. Drake RL, Vogal W, Mitchell AW. Gray's Anatomy for Students. 1 [st] ed. Churchill Livingstone: Elsevier 2005 985-8.
41. Yesilyurt H, Aydinlioglu A, Kavakli A, Ekinci N, Eroglu C, Hacialiogullari M, et al. Local differences in the position of the mental foramen. Folia Morphol 2008;67(1):32-5.
42. Apinhasmit W, Methathrathip D, Chompoopong S, Sangvichien S. Mental foramen in Thais: an anatomical variation in relation to gender and side. Surg Radiol Anat 2006;28(5):529-33.
43. Greenstein G, Tarnow D. O forame mental e o nervo: factores

clínicos e anatómicos associados à colocação de implantes dentários: uma revisão da literatura. J Periodontal 2006;77(12):1933-43.

44. Fabian FM. Posição, forma e direção de abertura do forame mental em mandíbulas secas de homens negros adultos da Tanzânia. Ital J Anat Embryol 2007;112(3):169-77.

45. Fabian FM. Observação da posição da língula em relação ao forame mandibular e ao sulco milo-hióideo. Ital J Anat Embryol 2006;111(3):151-8.

46. Banks P, Brown A. Fracturas do esqueleto facial. 1 [st]ed. Londres: Wright 2001 81-119.

47. Gerlach KL, Erle A, Eckelt U, Loukota RA, Luhr HG. Tratamento cirúrgico de fracturas mandibulares, do colo do côndilo e mandibulares atróficas. In: Booth PW, Schendel SA, Hausamen JE. [nd]Maxillofacial Surg. 2 ed. St Louis: Churchill Livingstone 2007; 62-102.

48. Balaji SM. Livro de texto de cirurgia oral e maxilofacial. 1.ª ed. Nova Deli: Elsevier 2007 559-602.

49. Kane AA, Chen YR, Hsu KH, Noordhoff MS, Lo LJ. O curso do nervo alveolar inferior no ramo mandibular humano normal e em pacientes submetidos a redução cosmética do ângulo mandibular. Plast Reconstr Surg 2000;106:1162-74.

50. Werning JW. [st] Oral cavity cancer: diagnosis, management and rehabilitation.1 ed. Nova Iorque: Thieme Medical Publishers 2007; 38-53.

51. Malik NA. Livro de texto de cirurgia oral e maxilofacial. 2 [nd]ed. Nova Deli: Jaypae Brothers Medical Publishers 2008; 378-413.

52. Hutson RK, Christian BA. Diagnóstico por imagem de lesões faciais. In: Marciani RD, Carlson ER, Braun TW. Cirurgia oral e maxilofacial. 2 [nd]ed. St Louis: Elsevier 2009; 91-103.

53. Duan DH, Zhang Y. A presença de um terceiro molar inferior aumenta o risco de fratura angular enquanto diminui o risco de

fratura condilar? International J Oral Maxiillofac Surg 2008;37(1):25-8.

54. Ajike SO, Adebayo ET, Amanyiewe EU, Ononiwu CN. Um estudo epidemiológico das fracturas maxilofaciais e lesões associadas em Kaduna, Nigéria. Nigerian J Surg Research 2005;7(3- 4):251-5.

55. Sharma AK, Sarin YK, Manocha S. Pattern of childhood trauma: Indian perspective. Indian Pediatr 1993;30:57-60.

56. Lallier M, Bouchard S, St-Vil D, Dupont J, Tucci M. Quedas de altura em crianças: um estudo retrospetivo. J Pediatr Surg 1999;34(7):1060-3.

57. Bouguila J, Zairi I, Khonsari RH, Lankriet C, Mokhtar M, Adovani A. Fracturas mandibulares: uma revisão de 10 anos de 685 casos tratados no Hospital Charles Nicolle. Rev Stomatol Chir Maxillofac 2009;110(2):81-5.

58. Brasileiro BF, Passeri LA. Análise epidemiológica das fraturas da articulação temporomandibular no Brasil: um estudo prospetivo de 5 anos. Oral Surg Oral Med Oral Patol Oral Rad End J 2006;102(1):28-34.

59. Khorasani M, Khorasani B. A epidemiologia das fracturas mandibulares na província de Qazvin, Irão: um estudo retrospetivo. Res J Biol Sci 2009;4(6):738-42.

60. Simsek S, Simsek B, Abubaker AO, Laskin DM. Um estudo comparativo das fracturas mandibulares nos Estados Unidos e na Turquia. Inter J of Oral Maxillofac Surg 2007;36(5):395-7.

61. Lee KH, Snape L. O papel do álcool nas fracturas maxilofaciais. N Z Med J 2008;121(1271):15-23.

62. Lee K. Tendência do envolvimento do álcool no trauma maxilofacial. Oral Surg Oral Med Oral Pathol Oral Radiol Endod 2009;107(4):e9-e13.

63. Yamamoto, Kazuhiko, Murakami, Kazuhiro, Sugiura, Ishida, et al. Fracturas maxilofaciais sofridas em basebol e softbol. Dent Traumatol 2009;25(2):194-7.

64. Tozoglu, Sinan, Ummuhan. Uma revisão de um ano de lesões craniofaciais em jogadores de futebol amadores. J Craniofac Surg 2006;17:825-7.

65. Maladiere E, Bado F, Meningaud JP, Guilbert F, Bertrand JC. Etiologia e incidência das fracturas faciais sofridas durante a prática desportiva: um estudo prospetivo de 140 pacientes. Inter J Oral Maxillofac Surg 2001;30(4):291-5.

66. Suuronen R, Paatsama JK, Lindqvist C. Estabelecimento de um diagnóstico clínico e de um plano de tratamento cirúrgico. In: Booth P.W, Schendel SA, Hausamen JE. ndMaxillofacial Surg. 2 ed. St Louis: Churchill Living Stone 2007;22-47.

67. Chralambous C, Dunning J, Omorphos S, Cleanthous S, Begum P, Jones KM. Uma regra de decisão clínica com sensibilidade máxima para reduzir a necessidade de radiografias em traumatismos mandibulares. Ann R Coll Surg Engl 2005;87:259-63.

68. Bast B. Lesões do côndilo mandibular e da região subcondilar. In: Marciani RD, Carlson ER, Braun TW. Cirurgia Oral e Maxilofacial. 2 nded. St Louis: Elsevier 2009; 162-81.

69. Olasoji HO, Arotiba GT. O quadro em mudança das fracturas faciais no norte da Nigéria. Br J Oral Maxillofac Surg 2002;40:140-3.

70. Faleh WA, Zahrani AA. Concordância do observador na avaliação radiográfica da aparência do forame mental em radiografias panorâmicas.
Pak Oral Dent J 2005;25:225-8.

71. Whaites E. Essentials of dental radiography and radiology (Fundamentos de radiografia e radiologia dentária). 3 rded. Londres; Churchill Living Stone 2002: 161-76.

72. Roth FS, Kokosha MS, Awwad EE. A identificação de fracturas mandibulares por tomografia computorizada helicoidal e tomografia panorex. J Craniofac Surg 2005;16(3):394-9.

73. Stacey DH, Doyle JF, Mount DL. Tratamento de fracturas mandibulares. Plast Reconstr Surg 2006;117:48e-60e.

74. Wilson IF, Hilger PA, Hamlar DD, Thomas W, Ondrey FG, Lokeh A et al. Comparação prospetiva da anatomia panorâmica e da tomografia computorizada em espiral no diagnóstico e tratamento cirúrgico de fracturas mandibulares. Plast Reconstr Surg 2001;107(6):1369-75.

75. Chacon GE, Dawson KH, Myall RW, Beirne OR. Um estudo comparativo de 2 modalidades de imagem para o diagnóstico de fracturas condilares em crianças. J Oral Maxillofac Surg 2003;61(6):668-72.

76. Romeu A, Pinto A, Cappabianca S, Scaqlione M, Brunese L. Papel da tomografia computorizada de fileira multidetectores na gestão de lesões traumáticas da mandíbula. Semin Ultrasound CT MR 2009;30(3):174-80.

77. Wilson IF, Lokeh A, Benjamin CI, Hilger PA, Hamlar DD, Thomas W et al. Contribuição da tomografia axial computorizada convencional em conjunto com a tomografia panorâmica na avaliação de fracturas mandibulares. Ann Plast Surg 2000;45(4):415-21.

78. Abreu ME, Viegas VN, Ibrahim D, Valiati R, Heitz C, Pagnoncelli R et al. Tratamento de fracturas mandibulares cominutivas: uma revisão crítica. Med Oral Patol Oral Cir Bucal 2009;14(5):E247-51.

79. Ellis E, Price C. Protocolo de tratamento para fracturas da mandíbula atrófica. J Oral Maxillofac Surg 2008;66(3):421-35.

80. Baykul T, Erdem E, Dolanmaz D, Alkan A. Dente impactado na linha de fratura mandibular: tratamento com redução fechada. J Oral Maxillofac Surg 2004;62(3):289-91.

81. Sahoo CN, Sinha CR, Menon CP, Sharma MR. Estudo retrospetivo sobre a eficácia dos parafusos de fixação intermixillaty. MJAFI 2009;65(3):237-9.

82. Keles B, Ozturk K, Arbag H. Opções de tratamento e problemas comuns em pacientes com traumatismo maxilofacial. Ulus Trauma Acil Cerrahi Derg 2006;12(3):218-22.

83. Villarreal PM, Monje F, Junquera LM. Fracturas do côndilo mandibular: determinantes do tratamento e dos resultados. J Oral Maxillofac Surg 2004;62:155-63.
84. Gabrielli MAC, Gabrielli MFR, Marcantonio E, Hocbuli E. Fixação de fracturas mandibulares com miniplacas de 2,0 mm: Revisão de 191 casos. J Oral Maxillofac Surg 2003;61:430-6.
85. Laughlin RM, Block MS, Wilk R, Malloy RB, Kent JN. Placas reabsorvíveis para a fixação de fracturas mandibulares: um estudo prospetivo. J Oral Maxillofac Surg 2007;65:89-96.
86. Tominaga K, Habu M, Khanal A. Avaliação biomecânica de diferentes tipos de técnicas de fixação interna rígida para fracturas subcondilianas. J Oral Maxillofac Surg 2006;64(10):1510-6.
87. Miles BA, Potter JK, Ellis E. A eficácia dos regimes de antibióticos pós-operatórios no tratamento aberto de fracturas mandibulares: um ensaio prospetivo aleatório. J Oral Maxillofac Surg 2006;64(4):576-82.
88. Senel FC, Jessen GS, Melo MD, Obeid G. Infeção após tratamento de fracturas da mandíbula: o papel da imunossupressão e do abuso de polissubstâncias. Oral Surg Oral Med Oral Pathol Oral Radiol Endod 2007;103(1):38-42.
89. Hussain S. Tratamento de fracturas mandibulares com uma placa única e recuperação funcional pós-operatória imediata. Pak Oral Dent J 2005;25:145-50.
90. Tu HK, Tenhulzen D. Osteossíntese por compressão de fracturas mandibulares: um estudo retrospetivo. J Oral Maxillofac Surg 1985;43:585-9.
91. Mathog RH, Toma V, Clayman L. Não-união da mandíbula: uma análise dos factores contribuintes. J Oral Maxillofac Surg 2000;58(7):746-52.
92. Halpern LR, Kaban LB, Dodson TB. Alterações neurosensoriais perioperatórias associadas ao tratamento da fratura mandibular. J Oral Maxillofac Surg 2004;62(5):576-81.

93. Gonzalez AJ, LSakmaki H, Hatori M, Nagumo M. Avaliação do trismo após o tratamento de fracturas mandibulares. J Oral Maxillofac Surg 1992;50:223-8.

94. Pirttiniemi P, Peltomaki T, Muller L, Luder HU. Crescimento mandibular anormal e a cartilagem condilar. Eur J Orthod 2009;31(1):1-11.

95. Akhtar MU, Abbas I, Shah AA. Utilização de Silastic como material de interposição no tratamento da anquilose unilateral da articulação temporomandibular. J Ayub Med Coll 2006;18(2):73-6.

96. Guven, Orhan. Um estudo clínico da anquilose da articulação temporomandibular em crianças. J Craniofac Surg 2008;19(5):1263-9.

97. Yu H, Shen G, Zhang S, Wang X. Artroplastia de Gap combinada com Osteogénese de Distração no tratamento da anquilose unilateral da articulação temporomandibular e micrognatia. Br J Oral Maxillofac Surg 2009;47(3):200-4.

98. Zhang Y, He DM. Investigação clínica da anquilose precoce da articulação temporomandibular pós-traumática e o papel do reposicionamento do disco no tratamento. Inter J Oral Maxillofac Surg 2006;35(12):1096-101.

99. Scariot R, Oliveira IA, Passeri LA, Rabellato NL, Muller PR. Traumatismos maxilofaciais em um grupo de indivíduos brasileiros com idade inferior a 18 anos. J Appl Oral Sci 2009;17(3):195-8.

100. Hwang K, You SH, Lee HS. Análise do resultado de fracturas faciais múltiplas relacionadas com o desporto. J Craniofac Surg 2009;20(3):825-9.

101. Kumaraswamy SV, Madan N, Keerthi R, Singh DS. Paediatric maxillofacial trauma injuries: a 5-year study. J maxillofac oral surg 2009;8(2):150-3.

102. Kloss FR, Tuli T, Laimer K, Jank S, Rasse M, Gassner R et al. O impacto do envelhecimento no traumatismo craniomaxilofacial: uma investigação comparativa. Int J Oral Maxillofac Surg

2007;36(12):1158-63.

103. Subhashraj K, Ravindran C. Maxillofacial intervention in trauma patients aged 60 years and older (Intervenção maxilofacial em pacientes com traumas com 60 anos ou mais). Ind J Dent Research 2008;19(2):109- 11.

104. Vu MQ, Weintraub N, Rubenstein LZ. Falls in nursing homes: are they preventable? J Am Med Dir Assoc 2006;7(3 suppl):s53-8.

105. Rahman NA, Ramli R, Rahman RA, Hussaini HM, Hamid AL. Traumatismo facial em pacientes geriátricos num hospital selecionado da Malásia. Geriatr Gerontol Int 2010;10(1):64-9.

106. Qudad MA, Bataineh AB. Um estudo retrospetivo de fracturas orais e maxilofaciais seleccionadas num grupo de crianças jordanas. Oral Surg Oral Med Oral Pathol Oral Radiol Endod 2002;94(3):310-4.

107. Cavalcante JR, Guimaraes KB, Vasconcelos BC, Vasconcellos RJ. Estudo epidemiológico dos pacientes com trauma facial atendidos no Hospital Antonio Targino Campina Grande. Braz J Otorhinolaryngol 2009;75(5):628-33.

108. Bormann KH, Wild S, Gellrich NC, Kokemuller H, Stuhmer C, Schmelzeisen R et al. Estudo retrospetivo de cinco anos de fracturas mandibulares em Freiburg, Alemanha: incidência, etiologia, tratamento e resultados.
Complicações. J Oral Maxillofac Surg 2009;67(6):1251-5.

Apêndice A

PADRÃO E FREQUÊNCIA DAS FRACTURAS MANDIBULARES DEVIDAS A QUEDAS

Nome do doente ....Idade .... Sexo...............
Endereço N... . º de
identificação postal ....
Número de série .... Data ....

LOCALIZAÇÃO DA FRACTURA MANDIBULAR

- DentoalveolarY/N
- SymphyseY/N
- ParassínfiseY/N
- Corpo do maxilar inferiorY/N
- Ângulo do maxilar inferiorY/N
- RamusY/N
- CondiloY/N
- CoronóideY/N

Consentimento do doente

(Assinatura)

Índice

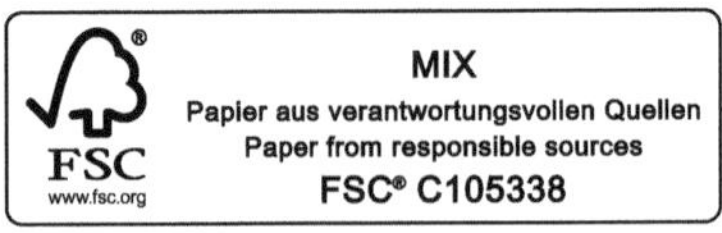

Printed by Books on Demand GmbH, Norderstedt / Germany